BEI GRIN MACHT SICH IHR WISSEN BEZAHLT

- Wir veröffentlichen Ihre Hausarbeit, Bachelor- und Masterarbeit

- Ihr eigenes eBook und Buch - weltweit in allen wichtigen Shops

- Verdienen Sie an jedem Verkauf

Jetzt bei www.GRIN.com hochladen
und kostenlos publizieren

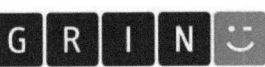

Critical Incident Reporting System als Werkzeug des Risikomanagements. Umsetzung und Ergebnisse im Klinikalltag

Timo Jensen

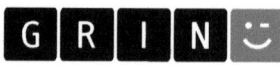

Bibliografische Information der Deutschen Nationalbibliothek:

Die Deutsche Nationalbibliothek verzeichnet diese Publikation in der Deutschen Nationalbibliografie; detaillierte bibliografische Daten sind im Internet über http://dnb.d-nb.de abrufbar.

ISBN: 9783346401366
Dieses Buch ist auch als E-Book erhältlich.

Druck und Bindung: Books on Demand GmbH, Norderstedt Germany
Gedruckt auf säurefreiem Papier aus verantwortungsvollen Quellen

Das vorliegende Werk wurde sorgfältig erarbeitet. Dennoch übernehmen Autoren und Verlag für die Richtigkeit von Angaben, Hinweisen, Links und Ratschlägen sowie eventuelle Druckfehler keine Haftung.

Das Buch bei GRIN: https://www.grin.com/document/1010933

Hochschule Fresenius

Projektarbeit

Das Critical Incident Reporting System (CIRS) als Instrument im Risikomanagement- Wie beeinflusst die Anwendung die Qualität im Klinikalltag?

Timo Jensen

Qualitätsmanagement im Gesundheitswesen

2021

Inhaltsverzeichnis

Abbildungsverzeichnis

Abkürzungsverzeichnis

AG-RMA   Arbeitsgemeinschaft Risikomanagement

CIRS   Critical Incident Reporting System

MDK   medizinischer Dienst der Krankenkassen

QM   Qualitätsmanagement

RM   Risikomanagement

SGB V   Sozialgesetzbuch V

1 Einleitung

Die nachfolgende Projektarbeit befasst sich mit CIRS (Critical Incident Reporting System), einem Instrument des Risikomanagements. Das Risikomanagement ist wiederum Teil des Qualitätsmanagements in einem Unternehmen. Die nachfolgende Arbeit bezieht sich merklich auf das Gesundheitswesen, genauer auf den klinischen Alltag. Im Vordergrund steht dabei die Forschungsfrage, wie durch die Anwendung von CIRS die Qualität im Klinikalltag verbessert werden kann. Dies soll mithilfe einer selektiven Literaturrecherche erläutert werden. Das erste Kapitel behandelt die Grundlagen rund um Fehler (-Kultur), Risiko und medizinische Behandlungsfehler, um den Einstieg in das Thema zu vereinfachen. Im Zweiten Kapitel wird das Qualitätsmanagement genauer beleuchtet. In den Unterkapiteln wird der Bedarf und Nutzen, sowie das Risikomanagement näher betrachtet. Im letzten Kapitel wird das CIRS behandelt. Dazu wird das System und dessen Funktionsweise detailliert erläutert, der Nutzen und die Grenzen eines solchen Systems aufgezeigt, sowie einige konkrete Praxisbeispiele dargestellt. Abschließend werden die Ergebnisse dieser Projektarbeit dargelegt und noch einmal auf die Forschungsfrage eingegangen.

2 Grundlagen

Um zunächst den Einstieg in das Thema zu erleichtern, werden in den folgenden Unterkapiteln Grundlagen erläutert, die für das Verständnis und die Erstellung dieser Forschungsarbeit elementar sind.

2.1 Risiko

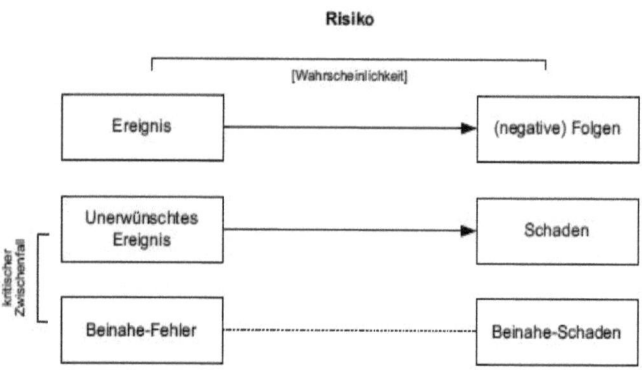

Abbildung 1 Grundzüge des Risikobegriffs (Hensen 2019 S. 400)

Ein Risiko impliziert einen bewussten Entscheidungsakt. Aufgrund einer Aktion wird ein Schaden in Kauf genommen um einen Nutzen zu erhalten. Denn erst durch Handlungs- und Entscheidungsmöglichkeiten wird eine Gefahr zu einem Risiko.

Risiken können dabei ursachenbezogen und damit untrennbar mit Unsicherheiten verbunden sein. Dies wird als informatorische Risikokomponente bezeichnet. Oder Risiken sind wirkungsorientiert und so untrennbar mit den Folgen von erwarteten Ereignissen verbunden. Die Erwartungen werden mit Hilfe von Zielsetzungen konkretisiert, durch das Eintreten von Risiken wird eine negative Verfehlung der gesetzten Ziele impliziert.

Bezogen auf den Klinikalltag, sind Störprozesse ursächlich für Risikosituationen. Dies können betriebswirtschaftliche Aktivitäten sein, Ereignisse oder Entwicklungen mit einem unvollkommenen Informationsstand. Maßgeblich ist die simultane Kombination eines Risikofaktors mit einem Risikoträgers und einem Risikoereignis, um ein konkretes Risiko entstehen zu lassen (Oswald et al. 2017).

2.2 Fehler und Fehlerkultur

Fehler lassen sich im Allgemeinen folgendermaßen definieren: „ Ein richtiges Vorhaben wird nicht wie geplant durchgeführt oder dem Geschehen liegt ein falscher Plan zugrunde." (Thomeczek und Ollenschläger 2005). Dabei lässt sich in beinahe Fehler, latente Fehler und vermeidbare Fehler weiter differenzieren.

Beinahe Fehler werden auch als Zwischenfall bezeichnet. Unter einem Zwischenfall wird ein Ereignis (Incident) im Rahmen einer Heilbehandlung verstanden, „welches zu einer unbeabsichtigten und/oder unnötigen Schädigungen einer Person oder zu einem Verlust hätte kommen können oder geführt hat" (Thomeczek und Ollenschläger 2005). Beinahefehler gelten auch als Vorkommnisse, die unerwünschte Folgen hätten haben können, es im konkreten Fall jedoch nicht hatten und abgesehen vom Ergebnis (Outcome) von einem richtigen unerwünschten Ereignis nicht zu unterscheiden sind (Riehle und Hoffmann 2005).

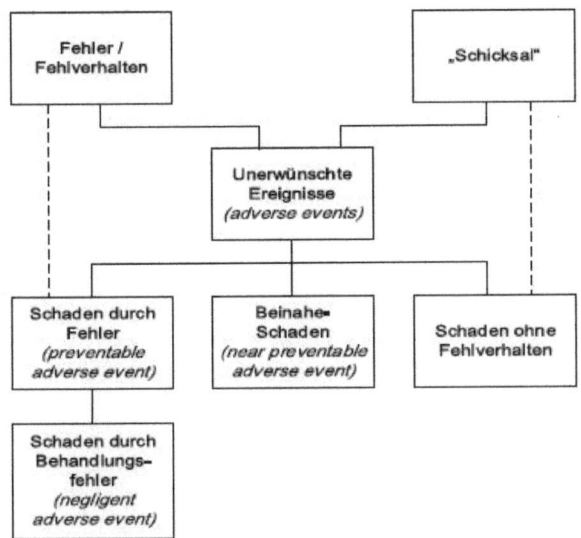

Abbildung 2 Unterkategorien des Schadens (Kuntsche, Börschers 2017, S. 358)

Latente Fehler lassen sich auch als latentes Versagen bezeichnen. Darunter fallen fehlerhafte Entscheidungen, die oftmals von Personen getroffen werden, die keinen unmittelbaren Bezug zum Arbeitsplatz haben. In der Medizin liegt ein latentes Versagen zunächst im Verantwortungsbereich der Führungsebene und Chefärzte. Diese Art von Fehler sorgt dafür, dass unsichere Handlungen auftreten, welche die Leistungen des

Personals beeinflussen, Fehler herbeiführen und die Patientenergebnisse beeinträchtigen können (Thomeczek und Ollenschläger 2005).

Vermeidbare Fehler werden auch als medizinische Behandlungsfehler bezeichnet. Diese werden in Kapitel 2.2.1 genauer betrachtet.

Die Betrachtung der Kultur von Fehlern lässt sich dabei in zwei Formen differenzieren. Die Fehlerkultur vom Typ A lässt sich unter dem Aspekt der persönlichen Verantwortung betrachten und ist häufig mit Sanktionen bedroht. Diese Form der Betrachtung von Fehlern ist in Deutschland vorrangig. Das kann dazu führen, dass der Einzelne daraus die Konsequenz zieht, Fehler so weit wie möglich zu vertuschen. Zwischenfälle werden bei dieser Betrachtungsweise als Fehlhandlung oder Versagen des Einzelnen deklariert. Dabei gilt zu beachten, dass Untersuchungen von Zwischenfällen in Kliniken erkennen lassen, dass Ereignisse meist multifaktoriell versursacht sind. Dazu zählen neben den Faktoren Unwissen oder Gleichgültigkeit bei den handelnden Personen auch Arbeitsbelastung, Kommunikationsdefizite, diverse Teamfaktoren, Überwachungsprobleme, ungenügende Ressourcen und diverse Patientenfaktoren.

Die Fehlerkultur vom Typ B zielt darauf ab, Fehler nicht mehr unter dem Aspekt der persönlichen Schuld und drohenden Sanktionen zu betrachten. Es soll allgemein akzeptiert werden, dass Fehler überall und bei jedem Menschen vorkommen können und vorwiegend unter dem Aspekt zu betrachten sind, wie sich Wiederholungen des Fehlers vermeiden lassen. Dann kann die notwendige Transparenz erzielt werden und ein offener Umgang mit Beinahe Zwischenfällen stattfinden. Die falsche Fehlerkultur führt unzweifelhaft zu einer hohen Ziffer von Beinahe Zwischenfällen. Dabei gilt zu bedenken, dass die Mehrzahl aller Schäden nicht einer individuellen Person zuzurechnen ist, sondern an Schnittstellen entsteht (Köbberling 2005; Leape 1994; Reason 2000).

2.2.1 Medizinische Behandlungsfehler

Medizinische Behandlungsfehler liegen bei einem diagnostischen oder medizinischen Eingriff vor, wenn:

- dieser medizinisch nicht indiziert war
- oder die nach den Erkenntnissen der medizinischen Wissenschaft und der ärztlichen Praxis unter den jeweiligen Umständen erforderliche Sorgfalt objektiv außer Acht gelassen wurde
- sowie beim Unterlassen eines nach diesem Maßstab medizinisch gebotenen Eingriffs

Dabei ist ein Behandlungsfehler als grob einzuteilen, wenn der Arzt eindeutig gegen bewährte ärztliche Handlungsregeln oder gesicherte medizinische Erkenntnisse verstoßen und einen Fehler begangen hat, der aus objektiv ärztlicher Sicht nicht mehr verständlich erscheint, weil er einem Arzt schlechterdings nicht unterlaufen darf (Thomeczek und Ollenschläger 2005).

Nach einer Analyse des US-amerikanischen Institute of Medicine erleiden etwa 4 von 100 stationär behandelten Patienten in den USA und Australien behandlungsbedingte Gesundheitsschäden, die in mehr als der Hälfte der Fälle auf vermeidbare Fehler zurückzuführen sind. Vorrangig handelt es sich dabei um Systemfehler, nämlich Organisationsmängel in der Gesundheitsversorgung (Ollenschläger 2001; Riehle und Hoffmann 2005). Für Deutschland liegen epidemiologische Studien in diesem Ausmaß nicht vor. Auf Basis der vorliegenden und unsicheren Datenlage bei steigender Tendenz kann von ca. 40.000 Behandlungsfehlervorwürfen und von nicht über 12.000 nachgewiesen Behandlungsfehlern pro Jahr ausgegangen werden (RKI und Statistisches Bundesamt 2001). Die Fehlervorwürfe richten sich dabei hauptsächlich an die Chirurgie, wobei für die Fehlerentstehung insbesondere die Koordinations- und Dokumentationsmängel oder im Übernahmeverschulden (Behandlung in nicht geeigneten Einrichtungen) gesehen werden. Dabei gilt zu beachten, dass diese erhobenen Daten auf der Wahrnehmbarkeit von Fehlern beruhen und kein komplett getreues Abbild der Realität widerspiegeln können. Die Ergebnisse zu Schadenereignissen aus 18 Ländern kam zu folgenden Ergebnissen: Durchschnittlich 6 % aller Krankenhauspatienten erleben während des Aufenthaltes ein Schadensereignis. Dabei behalten 70 % der Betroffenen keine oder nur sehr geringe Schäden zurück, 16 % davon sind jedoch dauerhaft geschädigt. 14 % der unerwünschten Schadenereignisse haben den Tod des Patienten zu Folge. Es sei feststellbar das 55 % der fehlerhaften Behandlungsergebnisse als vermeidbar einzustufen sind (Riehle und Hoffmann 2005).

2.3 Qualität

Das Wort Qualität ist abgeleitet aus dem lateinischen „qualitas" (Beschaffenheit, Verhältnis, Eigenschaft). Entsprechend bezeichnet der Begriff „Qualität" umgangssprachlich die Beschaffenheit oder die Eigenschaften einer Sache, oder er wird synonym mit „guter Qualität" gebraucht. Zu Qualität selbst gibt es unzählige Definitionen, im Gesundheitswesen bzgl. der Medizin hat sich folgende Definitionen herausgebildet: „Qualität ist das Maß, in dem gesundheitliche Versorgung von Individuen oder Gruppen die Wahrscheinlichkeit erhöht, dass vom Patienten erwünschte, auf die Gesundheit bezogene Ergebnisse erzielt werden, und zwar in Übereinstimmung mit dem aktuellen Wissen des Berufsstandes" (Kolkmann 2001).

Nach Donobedian lassen sich drei verschiedene Eben der Qualität unterscheiden:

- Strukturqualität
- Prozessqualität
- Ergebnisqualität

Die Strukturqualität bezieht sich dabei auf das Vorhandensein von Versorgungsstrukturen wie spezielle Sprechstunden, medizinischen Geräten oder Personal. Prozessqualität bezieht sich auf die Versorgungsabläufe, z.b. die Berücksichtigung von Standards oder die Interaktion zwischen Arzt und Patient, während unter Ergebnisqualität Größen wie Gesundheitsverbesserung oder Patientenzufriedenheit subsumiert werden und diese zumindest teilweise als Resultat der beiden vorangegangenen Qualitätsdimensionen verstanden werden können (Prütz 2012). Dabei gilt zu beachten, dass die zu erwartenden positiven Korrelationen zwischen Struktur-, Prozess- und Behandlungsergebnis keineswegs naturwissenschaftlichen Gesetzmäßigkeiten unterliegen. Gute medizinische Ergebnisse können auch unter einfachen technischen Voraussetzungen erzielt werden und eine High-Tech-Ausstattung führt nicht zwangsläufig zu besseren Prozessen oder einem besseren Resultat (Kahla-Witzsch 2017). Ein weiterer Aspekt von Qualität wird durch die Überlegung ergänzt, dass nur eine bedarfsgerechte Versorgung gute Qualität besitzt. Damit wird der Zusammenhang mit der Vermeidung von Fehl-, Unter- und Überversorgung hergestellt und es ergibt sich eine Verbindung zur ökonomischen Betrachtungsweise. Unter dieser Betrachtung wird unter Qualität auch Effizienz verstanden. Am Ende wird immer gefragt, wie die Qualität im Einzelfall zu einer Vorgabe steht: In welchem Maß wurde das vorgegebene Ziel erreicht? (Prütz 2012).

3 Qualitätsmanagement im Gesundheitswesen

3.1 Grundlagen

Qualitätsmanagement wird in der DIN EN ISO 9000 definiert als „aufeinander abge-stimmte Tätigkeiten zum Leiten und Lenken einer Organisation bezüglich Qualität". Dies kann durch das Festlegen von Qualitätspolitik und Qualitätszielen geschehen. Zudem kann dies die Durchführung von Qualitätsplanung und Maßnahmen zur Qualitätssiche-rung, sowie die Qualitätsverbesserung beinhalten. Um diese Aktivitäten zu koordinieren und zu steuern, werden Qualitätsmanagementsysteme genutzt. Qualitätsmanagement-systeme sind definiert als Managementsysteme zum Leiten und Lenken einer Organisa-tion bezüglich der Qualität. Die Anforderungen und Inhalte von Qualitätsmanagement-systemen können je nach vorliegendem Regelwerk unterschiedlich gestaltet werden. Ei-nige Möglichkeiten stellen dabei die DIN EN ISO 9001, DIN EN 15224 oder das EFQM-Modell dar.

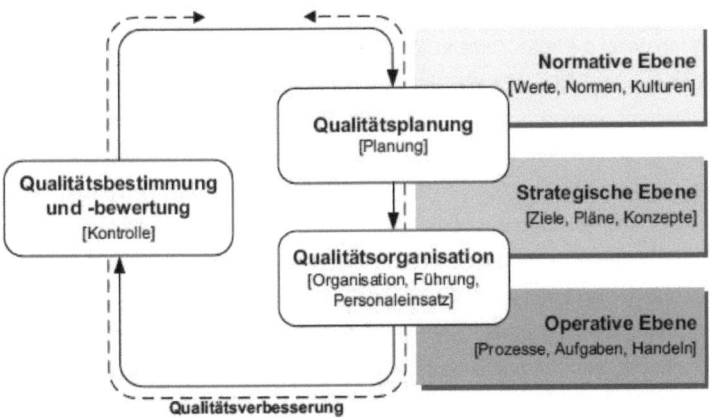

Abbildung 3 Systematischer Handlungsrahmen für das Qualitätsmanagement (Hensen 2019 (69))

Abbildung drei stellt den systematischen Handlungsrahmen für das Qualitätsmanage-ment dar. Demnach ist das Qualitätsmanagement ein Gestaltungsansatz, der das Han-deln der operativen Ebene auf die gesamtplanerischen Aufgaben bzw. auf normative und strategische Handlungsaspekte erweitert. Qualitätsmanagement umfasst demnach alle Aspekte der Unternehmensführung, insbesondere die Ausbildung einer qualitätsori-entierten Wertebasis, die Ableitung von Zielsetzungen und Entwicklung von Strategien, sowie den Aufbau und Umsetzung der notwendigen Strukturen und Rahmenbedingun-gen. Zudem beinhaltet es die Konkretisierung von Maßnahmen und Ausführungen be-züglich der Erfüllung der Qualitätsanforderungen. Die Unternehmensleitung hat die

Verantwortung, für die konsequente Umsetzung auf allen Ebenen aktiv Sorge zu tragen. Regelmäßige und sachgerechte Bestimmung der Anforderungserfüllung, die Beurteilung ihres Erfüllungsgrades und die Ableitung von Konsequenzen ist eine dauerhafte und alle Ebenen übergreifende Aufgabe (Hensen 2019).

Das Qualitätsmanagement hat dabei bestimmte, wiederkehrende Grundkonzepte zum Inhalt. Diese Grundkonzepte enthalten die Patienten-/ Kundenorientierung, Führung, Mitarbeiterorientierung, Prozessorientierung, einen kontinuierlichen Verbesserungsprozess, Fehlervermeidung und Umgang mit Fehlern, kontinuierliches Lernen und Innovation und Kreativität (Kahla-Witzsch 2017).

3.2 Bedarf

Mit mehr als 5,7 Mio. Beschäftigten bildet das Gesundheitswesen den größten volkwirtschaftlichen Bereich und einen zentralen Sektor der Wirtschaft und Gesellschaft. Aufgrund des demographischen Wandels kann davon ausgegangen werden, dass in Zukunft vermehrt Gesundheitsleistungen nachgefragt werden. Dies stellt einen erhöhten Bedarf der gesundheitlichen Versorgung in Deutschland dar. Die Herausforderungen umfassen dabei die hohe Komplexität, Finanzierung und vor allem Qualität des Personals und der Leistungen. Vor allem im Gesundheitswesen bedarf es deshalb eines guten Qualitätsmanagements in den medizinischen Einrichtungen, um Abläufe zu verbessern (Kuntsche und Börchers 2017). Das Gesundheitswesen stellt im Mittepunkt den Menschen als Patient: in. Das höchste Gut des Menschen, die Gesundheit, wird behandelt und steht im Fokus. Allein aus ethisch-moralischen Verpflichtungen bedarf es hier einer möglichst hohen Qualität. Um eine Patientensicherheit gewährleisten zu können, sollte eine optimale Diagnostik und Behandlung, Fachkompetenz und entsprechende Sicherheitsstandards vorhanden sein. Die Paragrafen §§ 135- 137 des SGB V legen fest, dass Krankenhäuser gesetzlich verpflichtet sind, ein QM-System zu etablieren. Dies beinhaltet im Krankenhaus die Bereiche Risikomanagement, Hygienemanagement, Lob- und Beschwerdemanagement und den Servicebereich wie die Verpflegung (Ertl-Wagner et al. 2013).

Von den Akteuren im Gesundheitswesen wird zunehmend erwartet, dass sie ihre Leistungen nicht nur effektiv, sondern auch effizient- nämlich wirtschaftlich, kostensparend und zweckgerichtet, hinsichtlich des Mitteleinsatzes, erbringen. Damit verbundene Anforderungen erzeugen einen Druck auf die Akteure der sich durch mehrere Faktoren äußert:

- Legitimationsdruck gegenüber Dritten: Nachweispflicht der institutionellen Existenzberechtigung
- Nachfragedruck durch die Leistungsempfänger: konsumeristisch geprägtes Anspruchsverhalten und gesteigertes Erwartungsniveau

- Wettbewerbsdruck in einem „Quasi-Markt": Qualitäts-, Leistungs- und Angebots-wettbewerb durch Konkurrenz
- Wirtschaftlichkeitsdruck: Kostendruck und Notwendigkeit der betrieblichen Existenzsicherung
- Erfüllungsdruck: gesetzlicher und untergesetzlicher Normsetzung (Anforderungen zur Sicherung der Leistungsqualität und Vermeidung von Versorgungsdefiziten)

Vor dem Hintergrund dieser Faktoren wird das Qualitätsmanagement als Mittel betrachtet, um die Komplexität und Heterogenität dieser Anforderungen aufzulösen oder ihr Konfliktpotenzial auf ein Mindestmaß zu reduzieren (Hensen 2019).

3.3 Nutzen

Grundsätzlich dient die Festlegung der Rahmenbedingungen von Abläufen und Verantwortlichkeiten, Schulung und Qualifizierung von Personal, zusammengefasst das gesamte Qualitätsmanagement vor allem der Fehlervermeidung. Auf diese Weise kann das Qualitätsmanagement die Sicherheit für Patienten und Mitarbeiter fördern (Kolkmann 2001; Ertl-Wagner et al. 2013).

Das Qualitätsmanagement unterstützt die Einrichtung dabei, die Organisations- und Versorgungsziele zu erreichen, bzw. diese im besten Fall zu optimieren. Die zuvor genannten Nutzenaspekte können insofern ergänzt werden, als das das QM dafür sorgt, die Organisation an den Unternehmenszielen auszurichten. Dies dient zur Schaffung eines einheitlichen Leistungs- und Qualitätsverständnisses, das in das Unternehmensgefüge eingebettet ist (Hensen 2019).

Damit das Qualitätsmanagement einen hohen Nutzen erzeugen kann, müssen bestimmte Aspekte im Mittelpunkt stehen. Zunächst muss eine Kundenorientierung herrschen. Zielgruppen und deren Bedürfnisse müssen ermittelt werden um eine möglichst hohe Kundenzufriedenheit erreichen zu können. Die Qualitätsziele orientieren sich dabei an den Bedürfnissen und Wünschen der Kunden (Patient: innen). Bei der Mitarbeiterorientierung liegt der Fokus auf der Erreichung einer hohen Behandlungsqualität. Um diese zu erreichen müssen verschiedene Berufsgruppen erfolgreich zusammenarbeiten und der Fortbildungsbedarf ermittelt werden. Die Mitarbeiter: innen sollen zu einem qualitätsorientierten Handeln befähigt werden.

Durch gut organsierte Prozesse können Abläufe optimiert werden. Dazu zählen die Reduktion von Wartezeiten und das Vermeiden von Doppeluntersuchungen, um eine wirtschaftlichere Arbeitsweise zu erreichen. Dabei liegt der Fokus darauf, ob die Aufgaben richtig erledigt werden, um für alle Beteiligten Vorteile zu schaffen. Um eine langfristige Qualität sicher zu können, müssen die inneren Strukturen analysiert werden. Dies können Organisationen der einzelnen Stationen oder die Kommunikation untereinander sein. Im Vordergrund stehen dabei Kosteneinsparungen sowie eine höhere Kosteneffizienz. Durch eine präventive Orientierung sollen Fehler vermieden werden. Dabei liegt der Fokus auf der Suche von Fehlerursachen und deren Vermeidung. Eine Verbesserung der Behandlungsabläufe soll erreicht werden und Risiken frühzeitig erkannt werden. Durch das ständige Hinterfragen, ob die richtigen Mittel in der richtigen Art und Weise genutzt werden, soll eine ständige Verbesserung stattfinden. Die Leistungsqualität soll dadurch stetig weiterentwickelt werden, indem medizinische Fortschritte und Erkenntnisse berücksichtigt werden (Ertl-Wagner et al. 2013).

Das QM in der Gesundheitsversorgung hat jedoch nicht nur einen wirtschaftlichen Aspekt, sondern ist vor allem dafür zuständig, einen gesundheitlichen Nutzen zu erzeugen und Patient: innen vor Schäden zu bewahren, die vermeidbar sind. Die Bedürfnisse der Patient: innen und Hilfebedürftigen stehen damit an erster Stelle und stellen die Legitimation des Unternehmensgeschehens dar. Sie sind somit kein Mittel um wirtschaftliche Ziele zu erreichen, sondern der Zweck des Unternehmens. Daher ist im QM neben der unternehmerischen auch die sozialethische und moralische Sichtweise vertreten (Hensen 2019).

Qualitätsmanagement kann demnach die nachhaltige Entwicklung von Unternehmen fördern. Um langfristig und erfolgreich auf dem Markt zu sein, müssen Unternehmen ihre Leistungen entwickeln und verbessern. Vor allem im Gesundheitswesen sind die Anpassung des Behandlungsangebotes, der Therapiekonzepte und Methoden an neue Erkenntnisse aus Wissenschaft und Forschung, unabdingbare Voraussetzung für den Unternehmenserfolg. Strukturen oder Prozesse müssen innerhalb des Krankenhauses bestehen oder geschaffen werden, die die Umsetzung dieser Erkenntnisse möglich machen (Kahla-Witzsch 2017).

3.4 Risikomanagement

Der Ursprung des Risikomanagement entspringt der Luft- und Raumfahrt. In diesem Bereich, der gekennzeichnet ist durch komplexe Arbeitsabläufe, dem Wunsch nach maximaler Sicherheit, dem Zusammenspiel von Menschen und Maschinen auf der Basis von Teamarbeit und dem vorausgesetzten hohen Kompetenzniveau, sind die Strategien des Risikomanagements umfassend ausgereift.

Oft wird das Risikomanagement im Gesundheitswesen als Krisenmanagement verwechselt. Das Aufarbeiten geschehener Fehler und Schadensereignisse gehört sicher zu einem guten Risikomanagement aus retrospektiver Sichtweise. Jedoch ist die prospektive Sicht genauso wichtig mit dem Ziel, Maßnahmen zu ergreifen, die zukünftige Fehler und Schadensereignisse verhindern können. Wie im QM handelt es sich bei dem

Risikomanagement um einen kontinuierlichen Verbesserungsprozess mit Analyse, Bewertung, Steuerung und Überwachung von Risiken.

Grundlage des Risikomanagements ist es, nicht den Mensch und das persönliche Versagen zu fokussieren oder zu sanktionieren, sondern alle relevanten Bereiche im Zusammenspiel zu analysieren, um auch organisatorische, technische oder soziale Schwachstellen identifizieren und eliminieren zu können. Dennoch ist einer der größten und vor allem am wenigsten zu standardisierenden Faktoren der Mensch (Kuntsche und Börchers 2017). Fehler des Personals können ein Risiko für Patient: innen oder Teilnehmende bedeuten, sodass in Krankenhäusern medizinische Fehler bereits als dritthäufigste Todesursache angesehen werden. Als Faktoren können dabei Arbeitsüberlastung, mangelhafte Kenntnisse und Hierarchieprobleme, sowie Kommunikations- und Dokumentationsmängel gelten. In diesen Fällen kann durch risikobasiertes Denken, Einfluss auf die Mitarbeiter: innen, Patient: innen und Organisationssicherheit genommen werden, um diese Fehler zu vermeiden. Es wird deutlich, dass es in mehreren Bereichen einer Gesundheitseinrichtung zu Risiken verschiedener Art kommen kann, die negative Auswirkungen auf die Arbeitsabläufe und die Beteiligten haben können (Leal 2019; Kuntsche und Börchers 2017).

3.4.1 Bedarf

Medizinische Schadensfälle nehmen seit Jahren zu. Europaweit kommt es bei 8 bis 12 % der Krankenhauspatient: innen zu Zwischenfällen. Die Hälfte dieser Zwischenfälle gilt dabei als vermeidbar. In Deutschland sterben jährlich schätzungsweise 19.000 Krankenhauspatient: innen aufgrund von Behandlungsfehlern.

Abbildung vier zeigt ein Modell von Heinrichs Gesetz.

	3.846 Patienten
Opfer kleiner Nachlässigkeiten	300
Gerade noch abgewandte Schädigung	29
„Titanic-Ereignis" (Schadensereignis)	1

Abbildung 4 Heinrichs Gesetz (Kuntsche und Börchers 2017, S. 393)

Nach Heinrichs Modell geht einem Unglück/Schadensereignis etliche kleine, im Alltag als unbedeutend abgestempelte Fehler, Nachlässigkeiten und unzureichend organisierte Arbeitsabläufe voraus. Im Normalfall sind diese Fehler in der Wirkung begrenzt und die Risiken scheinen beherrschbar. Zeit- und Leistungsdruck führt jedoch zur Multiplikation der Einzelfehler und zum Eintritt eines Unglücksfalles. Das Modell und dessen Gesetz zeigt den Zusammenhang zwischen Bagatelle Vorfall und Schadenereignis auf.

Die Modifikation nach Eiff zeigt auf, dass bei 3.846 Patienten statistisch 300 Beinahe-Unfälle passieren und diese die Grundlage für 29 mittelschwere Vorkommnisse bilden und wiederum die Basis für einen Desaster Fall sind (Eiff 2003; Heinrich et al. 1980; Kuntsche und Börchers 2017).

Vermehrte Behandlungsfehler führen zeitgleich zu immer häufigen auftretenden Haftungen im Bereich des Gesundheitswesens und steigenden Haftungssummen bei den Versicherungen. Durch diese Behandlungsfehler werden nicht nur Patient: innen negativ beeinflusst, es kommt auch zu psychischen Folgen für die Mitarbeiter: innen. Zudem benötigt das Krankenhaus zusätzliches Personal um Rechtsstreitigkeiten zu bewältigen und erleidet durch Fehler Imageschäden. Dies kann darin resultieren, dass Geschäftsbeziehungen gekündigt werden, bzw. Kooperationspartner und damit einhergehende Investitionen verloren gehen.

Aufgrund dieser Missstände ist ein QM für Einrichtungen im Gesundheitswesen Pflicht. Seit dem Jahr 2013 ist mit dem Patientenrechtegesetz das Risikomanagement in den das SGB V aufgenommen worden. Das Risikomanagement ist somit ein zwingender Bestandteil des internen Qualitätsmanagements (Leal 2019).

Das Risikomanagement umfasst dabei das juristische Risikomanagement, das strategische Risikomanagement und das klinische Risikomanagement. Das klinische Risikomanagement befähigt sich einem systematischen Präventionsansatz. Es soll Risiken bei der Patientenversorgung reduzieren und hat als Zielsetzung die ständige Verbesserung der Behandlungsqualität und Patientensicherheit. Zudem beinhaltet es untersuchende Verfahren zur Detektion, Bewertung und präventiven Steuerung von Gefahrenquellen, Schadensursachen und Störpotenzialen in Prozessen der medizinisch-pflegerischen Versorgung. Die Maßnahmen dienen die Patientensicherheit zu steigern, dem Schutz der Mitarbeiter und der Ressourcenschonung der Betreiber von Gesundheitseinrichtungen (Kuntsche und Börchers 2017).

3.4.2 Nutzen

Durch ein gut funktionierendes und strukturierendes Risikomanagement gelingt es Patient: innen, deren Angehörige und Mitarbeiter: innen vor Schäden zu schützen. Aus Unternehmenssicht kann ein gutes Risikomanagement dafür Sorge tragen, dass die Bewahrung von Sachwerten des Krankenhauses, wie Gebäude oder medizinische Geräte, möglich wird. Zusätzlich kann das Krankenhaus vor finanziellen Verlusten bewahrt werden, wenn ökonomische Mittel geschützt werden. Die Einführung eines Risikomanagements ermöglicht die Verbesserung von weichen und harten Faktoren (Heyers 2016).

Unter weichen Faktoren wird die Steigerung des Risikobewusstseins seitens der Mitarbeiter: innen und deren Bereitschaft aus Fehlern zu lernen verstanden. Zusätzlich kann dadurch die erhöhte Identifikation mit den jeweiligen Aufgaben der Mitarbeiter: innen durch die eigene Mitwirkung an der Entwicklung von Maßnahmen und Arbeitsabläufen gemeint sein.

Als harte Faktoren werden unmittelbare und mittelbare Kosten bezeichnet, welche durch eine Kostenreduzierung durch die Vermeidung von Schäden entstehen können. (Kuntsche und Börchers 2017).

Durch die Einbindung des Risikomanagements in das Qualitätsmanagement ermöglichen sich Synergieeffekte, sodass beide Bereiche voneinander profitieren können. Dies ist insofern möglich, dass die gleiche Befragung von Patienten aus verschiedenen Sichtweisen analysiert werden kann, eine Doppelbefragung verhindert wird oder Risiken und Schwachstellen identifiziert werden können. Gleiche Sachverhalte können gemeinsam behandelt werden, der Einsatz von Ressourcen kann ökonomischer genutzt werden, die Dokumentation kann in einem gemeinsamen Managementhandbuch erfolgen und die Prozesse haben ein hohes Maß an Rechtssicherheit (Kuntsche und Börchers 2017; Leal 2019).

3.4.3 Umsetzung

Die Implementierung eines Risikomanagementsystems baut auf die Bereitschaft der Mitarbeiter: innen, den Patient: innen Sicherheit zu bieten und die Bereitschaft, nach Fortschritt zu streben. Zu Beginn muss verdeutlicht werden, dass die Einführung eines Risikomanagementsystems kein einmaliger Vorgang ist, sondern eine kontinuierliche Aufgabe darstellt, die fortlaufend verwaltet und betreut werden muss (Paula 2007).

Zur Durchführung des Risikomanagementprozesses werden Risikomanager: innen und Risikobeauftrage benötigt. Deren Aufgabe ist es, den gesamten Risikoprozess zu beherrschen und zu überwachen. Die Positionen sind in die gesamte Organisation eingebettet und mit ihr vernetzt. Risikomanagement besitzt viele Schnittstellen zu anderen Elementen eines unternehmensweiten Managementsystems und ist somit kein weiteres eigenständiges Teilsystem, sondern ein integrales Managementinstrument mit Berührungspunkten zu den anderen Teilsystemen wie bspw. Führungs-, Qualitätsmanagement o.ä. Das Risikomanagement sollte bereits vorhandene Organisationsstrukturen sowie fachspezifische Kompetenzen der Unternehmensbereiche nutzen und eine Verbindung der bestehenden Einzelsysteme weiter voranbringen. Es sollte den Prämissen der Effektivität und Effizienz, Angemessenheit des Aufwandes, Rechtssicherheit und Praktikabilität gerecht werden. Dadurch soll eine strukturierte, ausbaufähige Basis für eine Risikofrüherkennung und für einen verbesserten Umgang und Bewusstsein bzgl. wesentlicher Risiken in allen Unternehmensbereichen geschaffen werden. Offenheit und Ehrlichkeit unterstützen eine systematische und zielgerichtete Suche nach Ansatzpunkten zur Fehlerprävention (Brühweiler 2021; Kuntsche und Börchers 2017).

Bei der organisatorischen Einbindung des klinischen Risikomanagements als Teil des QM wird empfohlen, diese als Stabsstelle in den Vorstands-/ Geschäftsführungsbereich einzugliedern, um die Sicherstellung der Durchsetzungskraft für Entscheidungen, die Akzeptanz in der Organisation und die Unterstreichung der Bedeutung des klinischen Risikomanagements zu gewährleisten (Hellmann und Ehrenbaum 2006).

4 CIRS als Werkzeug des Risikomanagements

4.1 Das System hinter CIRS

CIRS ist die Abkürzung für „Critical Incident Reporting System" was das systemische Erfassen von kritischen Ereignissen meint und ein kritisches Element der Sicherheitskultur ist. Das computer- und internetgesteuerte System dient der Meldung und gleichzeitigen Auswertung von Beinahe Fehlern sowie die darauffolgende Ableitung von geeigneten Verbesserungsverfahren. Dabei kann aus eigenen sicherheitsrelevanten Ereignissen, oder Ereignissen die anderen passiert sind, gelernt werden.

Die Umsetzung der Verbesserungsmaßnahmen muss fest in einem Konzept verankert sein. In einem funktionierenden CIRS berichten Mitarbeiter über Ereignisse, die sie in der Zukunft vermieden sehen möchten. Für die Auswertung und Analyse der Daten benötigt es Antworten auf die Fragen „Wer?", „Was?", „Warum?" und „Wie vermeidbar?". Als essentiell ist zudem der in der Meldung enthaltende Freitext, um die genaue Darstellung des Hergangs zu beschreiben und eventuelle Verbesserungsvorschläge zu offerieren (Ennker et al. 2007).

4.2 Nutzen und Grenzen

CIRS ist ein geeignetes Werkzeug zur Risikoidentifikation und Analyse. Der allgemeine Nutzen von CIRS liegt in der Funktion eines Frühwarnsystems. Das System kann dazu beitragen, Schwachpunkte und Risiken in den Arbeitsabläufen zu identifizieren bevor ein (schwerer) Schaden entstehen kann. Das Eintreten von unerwünschten Ereignissen kann durch die proaktive Bearbeitung kritischer Ereignisse verhindert werden. Durch eine Ereignisanalyse der gemeldeten Berichte kann eine Vermeidungsstrategie entwickelt und umgesetzt werden. Die Nutzer können ein Feedback zur Strategie bzw. Problemlösung erhalten. Die Feedbackfunktion der Analyse vorgefallener Ereignisse und die Entwicklung wirksamer Bewältigungs- und Vermeidungsstrategien bieten einen wertvollen Austausch und das Lernen voneinander (auch fachübergreifend). Der Nutzen des CIRS liegt dabei in der Verbreitung der Erkenntnisse über Ereignisse und Fehler sowie deren präventive Vermeidung

Ein weiterer Nutzen besteht darin, dass der Blickwinkel auf andere Stationen/Abteilungen/Organisationen, die ganze Region und auch auf überregionale relevante Sachverhalte erweitert werden kann. Für Mitarbeiter: innen bietet CIRS die Möglichkeit der

Mitgestaltung des Arbeitssystems durch das Berichten von erlebten oder gesehenen Ereignissen. Dadurch können Verbesserungsmaßnahmen angeregt werden. Berichts- und Lernsysteme können das Bewusstsein gegenüber Fehlern und Risiken schärfen und den Auf- und Ausbau einer Sicherheitskultur fördern. Die Patienten sollen keine (vermeidbaren) unerwünschten Ereignisse durch die Gesundheitsversorgung erleiden (Gunkel et al. 2013). Der MDK (medizinischer Dienst der Krankenkassen) macht deutlich, dass jeder Fehler ein gewisses Schadenpotenzial berge, wodurch die Bedeutung eines Fehlermeldesystems wie CIRS noch verdeutlicht werde. So beschreibt der MDK das Lernen aus den gemachten Fehlern, unerwünschten Ereignissen und Beinahe-Schäden als „notwendige Ergänzung zur Verbesserung der Patientensicherheit" (Leal 2019).

Die Grenzen des Systems liegen darin, dass es ein freiwilliges Berichts- und Lernsystem ist, weshalb nur ein Teil der sicherheitsrelevanten Ereignisse innerhalb der Organisation erkannt werden können. Die tatsächliche Fehlerrate einer Organisation bzw. eine umfassende Übersicht kann durch ein CIRS nicht ermittelt werden. Das System ist abhängig von den Eingängen der Berichte. Gehen wenige oder keine Berichte ein, kann dies ein Zeichen für ein Implementierungsproblem oder auch ein Vertrauensproblem sein. Diesen Zustand zu verbessern, erfordert eine Ursachenanalyse und daraus abgeleitete Interventionen wie bspw. Schulungen, Marketing, gelebte Sicherheitskultur der Geschäftsführung o.ä. Die Erfassung kritischer Ereignisse ist nur eine Maßnahme der Risikoidentifizierung und sollte durch weitere Maßnahmen, wie der Fehlermöglichkeits- und Einflussanalyse oder einem Risikoaudit, ergänzt werden (Gunkel et al. 2013).

4.3 Ablauf und Konsequenzen

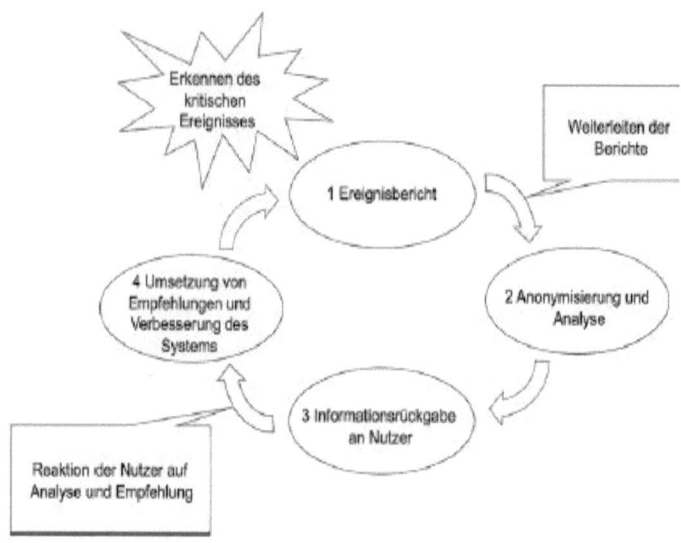

Abbildung 5 Theoretischer Ablauf CIRS (Leal et. al 2019, S. 174)

Abbildung fünf beschreibt einen theoretischen Ablauf in CIRS. Zunächst wird ein kritisches Ereignis beobachtet/erkannt. Anschließend wird ein Ergebnisbericht angefertigt und abgesendet. Dieser Bericht wird daraufhin anonymisiert und analysiert. Dies erlaubt eine Informationsrückgabe an den Nutzer mit Fachkommentaren oder Empfehlungen. Die Nutzer haben bei webbasierten Anwendungen oftmals die Möglichkeit die Rückmeldungen noch einmal zu kommentieren. Zuletzt erfolgt die Umsetzung von Empfehlungen für die Verbesserung des Systems in Verbindung mit dem Qualitätsmanagement. Im kontinuierlichen Arbeitsprozess wird dann ein anderes Ereignis als relevant wahrgenommen und berichtet, was den Kreislauf erneut initiiert (Leal 2019; Gunkel et al. 2013).

Ereignisse werden nicht immer anonym beschrieben, was die Identifikation der beteiligten Personen ermöglichen kann. Die Mitarbeiter sollten darüber informiert werden, dass die CIRS-Berichte auf Anonymität geprüft und ggf. anonymisiert/pseudonymisiert werden, dies dient zum Schutz der Berichtenden, der Patienten und der Organisation. Ziel der Anonymisierung/Pseudonymisierung von CIRS-Berichten ist es, den Lerninhalt der Berichte zu erhalten, aber personenbezogene Daten unkenntlich zu machen, sodass ein Wiedererkennen der berichtenden oder betroffenen Person ausgeschlossen ist (Gunkel et al. 2013).

4.4 Umsetzung und Ergebnisse im Klinikalltag

4.4.1 Anästhesie Uniklinik Dresden

Im Folgenden wird die Einführung eines CIRS Systems an der Klinik für Anästhesiologie in Dresden dargestellt. Dort wurde im Jahr 2002 die AG-RMA gegründet. Die AG-RMA (Arbeitsgemeinschaft-Risikomanagement) setzt sich aus engagierten Mitgliedern aus allen in der Anästhesiologie an der Patientenversorgung beteiligten Berufsgruppen zusammen. Die Zielsetzung war die Einführung einer systematischen Erfassung und strukturierten Bewertung sicherheitsrelevanter und kritischer Ereignisse. Das CIRS ermöglicht es allen Mitarbeitern, jedes Ereignis anonym mitzuteilen, das ohne Korrektur zu einer Gefährdung hätte führen können. Durch diesen Vorgang kann die Gefährdung von Patienten durch Analyse begünstigender und kausaler Faktoren der Ereignisse und durch Aufdeckung vielfältiger Korrekturfaktoren oder -mechanismen, die bei folgenlos aufgedeckten und beseitigten Ereignissen verhindert haben, dass der Patient zu Schaden kam, reduziert werden.

Die Fehlerkategorisierung und -analyse wurde nach dem in der Arbeitspsychologie anerkannten Konzept Mensch-Technik-Organisation durchgeführt. Ziel der AG-RMA war es, menschliche, technische und organisatorische Fehler zu kategorisieren und zu analysieren, um aus diesen Ergebnissen die Aus- und Weiterbildung, sowie die technische Ausstattung und Organisationsstrukturen zu verbessern. Das System wurde in einer Mitarbeitervollversammlung präsentiert. Ziel war die Schaffung einer breiten Akzeptanz des Meldesystems. Es wurde bei Fehlermeldung Straffreiheit garantiert, um Mitarbeiter zur Meldung von Ergebnissen zu motivieren. Es zeigte sich jedoch, dass dies allein nicht ausreicht. Vielmehr ist eine allmähliche Änderung der Fehlerkultur von immenser Wichtigkeit. Durch die nüchterne Fehleranalyse und die anschließenden Konsequenzen, gelang es, die Fehler zu „entpersonalisieren" und ein vertrauensvolles Klima zu schaffen, in dem Fehler nicht mehr dem Einzelnen zur Last gelegt, sondern als ein punktuelles Versagen des Gesamtsystems verstanden werden. Im Verlauf konnte beobachtet werden, dass sich Mitarbeiter persönlich an die AG-RMA wandten, um von Ereignissen zu berichten, und mit bereits eigenen Analysen den Prozess voranzubringen. Diese zunehmende Öffnung kann als den Beginn einer Änderung der Fehlerkultur gesehen werden. Gleichzeitig wachsen Berufsanfänger und Ärzte in der Weiterbildung in einem Klima der sich ändernden Fehlerkultur auf. Bereits in der Testphase waren es vor allem die jungen Kollegen, die den persönlichen Kontakt suchten und offen über Fehler berichteten. Der offene Umgang mit Fehlern vermittelt den Berufsanfängern dabei ein Gefühl der Sicherheit. Als positives Nebenergebnis erwartet die AG-RMA eine gestiegene Mitarbeiterzufriedenheit, da die Kollegen im klinischen Alltag erleben, dass eine aktive Beteiligung an der Prozessoptimierung möglich, notwendig und sinnvoll ist. Durch eine zeitnahe

Auswertung und Umsetzung erfahren die anonymen Melder die indirekte Anerkennung und Bestätigung für ihren Einsatz (Möllemann et al. 2005).

4.4.2 Charité Berlin

Die Charité hat seit 2007 ein CIRS System in dem Mitarbeiter anonym sowohl Störungen im Normalbetrieb als auch Beinahefehler melden können. Im Intranet ist der Link zum CIRS an erster Stelle gelistet. Anhand einer praktischen Situation konnten zwei CIRS Meldungen effektiv zu einer Verbesserung der Prozesse beitragen. Notfallsituation 1: Eine Patientin muss intubiert werden, doch der Beatmungsbeutel funktioniert nicht richtig- er wurde falsch zusammengesteckt. In großer Eile muss ein neuer Beatmungsbeutel organisiert werden. Dieser trifft rechtzeitig ein und der Patient kann stabilisiert werden. Notfallsituation 2: Ein weiterer Patient muss während eines Notfalles intubiert werden. Drei Beatmungsbeutel funktionieren nicht- zwei davon waren falsch zusammengesteckt. Beim dritten ist ein falsches Ventil verwendet worden. Der Patient kann dennoch stabilisiert werden. Beide Fälle werden von Mitarbeitern im CIRS gemeldet. Infolge der Beinahe-Fehler setzten sich der Pflegedienst, die Zentrale Sterilgutversorgungsabteilung, sowie das Qualitätsmanagement zusammen, um die Vorfälle zu analysieren. Das Problem konnte gefunden werden: Es wurden zeitgleich verschiedene Fabrikate von Beatmungsbeuteln verwendet, deren Einzelteile zusammen aufbereitet und vor Ort falsch zusammengesetzt wurden. Denn die einzelnen Teile der Fabrikate ließen sich untereinander quer zusammenstecken, sorgten aber dafür das die Funktion nicht ordnungsgemäß ausgeführt werden konnte. Die Problemlösung lag darin, nur noch ein einziges Fabrikat zu nutzen, dies verhindert Fehler beim Zusammenbau und verkleinert zugleich den Produktkatalog. Anhand dieser praktischen Situation lässt sich sowohl der Nutzen für die Qualität und eine Senkung des Risikos für die Patienten als auch der ökonomische Nutzen von CIRS erkennen (Osterloh 2012).

4.4.3 Netzwerk CIRS-Berlin

Das Netzwerk CIRS-Berlin wurde 2008 als Pilotprojekt gestartet und lief 2013-2016 in der dritten Projektphase. Projektträger sind die Ärztekammer Berlin und das Ärztliche Zentrum für Qualität in der Medizin. Im Sommer 2012 waren zehn Berliner Krankenhausträger mit insgesamt 19 Krankenhausstandorten beteiligt. Jede Klinik nimmt mit ihren internen CIRS teil und leitet einzelne Bericht an das Netzwerk CIRS weiter. Wesentliche Komponenten dieses Netzwerkes sind die zweimonatlich stattfindenden Anwender-Foren, in denen Vertreter der beteiligten Kliniken zusammenkommen, um die eingegangenen Berichte zu analysieren, Lösungen zu erarbeiten um diese an die Kliniken zurückzuspielen. Bei den eingegangenen Berichten wurde vor allem von Medikationsfehlern (36,7 %), Ereignisse mit medizinischer Ausrüstung (10,9 %) und Dokumentationsereignissen (8,6 %) berichtet. Die Mehrzahl der Berichte kam aus der Chirurgie, Pädiatrie,

Anästhesiologie und Inneren Medizin. Folgende Ergebnisse der Evaluation konnten gezogen werden:

- Für einen erfolgreichen Betrieb eines internen CIRS ist die Einbeziehung von Ärzt: innen und Pflegenden aus der Praxis entscheidend
- Wesentliche Stärken des Netzwerks liegen an der breiten Wissensbasis im Vergleich zu einem Krankenhaus allein. Die Lernmöglichkeiten an konkreten Ereignissen und Möglichkeiten des direkten Austauschs und Fachkolleg: innen ist von Vorteil
- Eine zentrale Plattform kann Kliniken beim Aufbau und Pflege ihres internen CIRS unterstützen (Klauber et al. 2014).

5 Ausblick, Diskussion

In der Erstellung dieser Arbeit hat sich gezeigt, dass die Beantwortung der Forschungsfrage: „Wie beeinflusst CIRS die Qualität im Klinikalltag" auf vielfältige Weise beantwortet werden kann. Einerseits können gemeldete Beinahefehler dafür sorgen, dass Prozesse umgestaltet werden oder andere Strategien auf ein konkretes Problem angewendet werden. Dies können u.a. die Patientensicherheit oder eine ressourcenschonendere, effizientere Arbeitsweise bedeuten. Andererseits kann CIRS dafür sorgen, dass Mitarbeiter: innen eine erhöhte Wachsamkeit für mögliche Risiken entwickeln. Zudem kann es dazu beitragen, dass die Mitarbeiterzufriedenheit wächst, wenn gemeldete Ereignisse dafür sorgen, dass Prozesse geändert und die Meinung bzw. Einschätzung der Mitarbeiter ernst genommen und wertgeschätzt werden.

Es hat sich gezeigt, dass die Implementierung, Durchführung und Akzeptanz von CIRS stark mit der vorherrschenden Fehlerkultur in einem Unternehmen abhängig ist. Wer keine Verfolgung aufgrund einer Meldung zu fürchten hat, wird eher relevante Ereignisse weitergeben. Zudem muss das Risikomanagement zur Chefsache erklärt werden. Damit das Thema von der Belegschaft erst genommen werden kann, muss es auf Führungsebene gelebt werden, die Risikobeauftragen und Risikomanager: innen mit entsprechenden Befugnissen ausgestattet werden und im Idealfall als Stabsstelle der Geschäftsführung deklariert werden. Dabei muss jedoch auch eine gewisse Distanz gewahrt werden um die Neutralität der Risikobeauftragten nicht zu gefährden.

Zudem kann es von Vorteil sein, wenn sich das Risikomanagement einer Klinik an einem (über-) regionalen Netzwerk beteiligt. Dies ermöglicht die Unterstützung bei dem Aufbau einer zentralen Plattform des Meldesystems und erlaubt einen großen Wissensaustausch unter Fachkolleg: innen.

Letztlich hat sich gezeigt, dass der Erfolg von CIRS mit den Werten und Normen einer klinischen Einrichtung hinsichtlich der Fehler- bzw. Sicherheitskultur steht oder fällt. Die

Mitarbeiter: innen müssen sich trauen kritische Ereignisse zu melden und Risikopotentiale offen anzusprechen. Dazu müssen sie das Gefühl haben, dass Meldungen in sinnvolle Verbesserungsmaßnahmen münden. Dem folgend müssen kritische Ereignisse und deren Konsequenzen bzw. Lösungsstrategien ausreichend kommuniziert werden.

6 Literaturverzeichnis

Brühweiler, B. (2021): Berufsbilder des Risikomanagers. Online verfügbar unter https://www.risknet.de/themen/risknews/berufsbilder-des-risikomanagers/, zuletzt aktualisiert am 2021, zuletzt geprüft am 22.02.2021.

Eiff, W. (2003): Teure Nachbesserungen – Das „verborgene" Krankenhaus: Unterschätzte Risiken gefährden Patienten. In: *Krankenhaus Umschau* (6), S. 478–481.

Ennker, J.; Pietrowski, D.; Kleine, P. (2007): Risikomanagement in der operativen Medizin. Dordrecht: SPRINGER (Springer E-book Collection).

Ertl-Wagner, B.; Steinbrucker, S.; Wagner, B. (2013): Qualitätsmanagement & Zertifizierung. Praktische Umsetzung in Krankenhäusern, Reha-Kliniken und stationären Pflegeeinrichtungen. 2. Aufl. Heidelberg: SPRINGER (Erfolgskonzepte Praxis- & Krankenhaus-Management).

Gunkel, C.; Rohe, J.; Sanguino Heinrich, A.; Hahnenkamp, C.; Thomeczek, C. (2013): CIRS - Gemeinsames Lernen durch Berichts- und Lernssysteme. Unveränderter Nachdruck des Artikels »CIRS - Gemeinsames Lernen durch Berichts- und Lernssysteme« erschienen in der 31. Aktualisierung der Losebl.-Ausg. "Qualitätsmanagement im Gesundheitswesen" des Verlags TÜV Media GmbH: Ärztliches Zentrum für Qualität in der Medizin (ÄZQ). Online verfügbar unter https://www.aezq.de/mdb/edocs/pdf/schriftenreihe/schriftenreihe42.pdf, zuletzt geprüft am 10.02.2021.

Heinrich, H. W.; Petersen, Daniel C.; Roos, Nestor (Hg.) (1980): Industrial accident prevention. A safety management approach. 5. edition. New York: McGraw-Hill.

Hellmann, Wolfgang; Ehrenbaum, Karl (Hg.) (2006): Strategie Risikomanagement. Konzepte für das Krankenhaus und die integrierte Versorgung. 1. Aufl. Stuttgart: Kohlhammer (Kohlhammer Krankenhaus).

Hensen, P. (2019): Qualitätsmanagement im Gesundheitswesen. Grundlagen für Studium und Praxis. 2. Aufl. Wiesbaden: Springer Gabler.

Heyers, J. (2016): Risikomanagementsysteme im Krankenhaus, Standards und Patientenrechte. In: *MedR* 34 (1), S. 23–31. DOI: 10.1007/s00350-015-4175-z.

Kahla-Witzsch, H. (2017): Qualitätsmanagement im Krankenhaus: Modelle, gesetzliche Vorgaben, Zertifizierung, Vorgehensweise zur Implementierung und Weiterentwicklung. In: A. Greulich, A. Korthus, B. Maier und G. Thiele (Hg.): Management Handbuch Krankenhaus-Online. MHK. Stand: 162. Aktualisierung. Heidelberg: Medhochzwei-Verl. (medhochzwei Online-Bibliothek).

Klauber, J.; Geraedts, M.; Friedrich, J.; Wasem, J. (2014): Krankenhaus-Report 2014. Patientensicherheit. Stuttgart: Schattauer. Online verfügbar unter

https://www.wido.de/fileadmin/Dateien/Dokumente/Publikationen_Produkte/Buchrei-
hen/Krankenhausreport/2014/Kapitel%20mit%20Deckblatt/wido_khr2014_kap05.pdf,
zuletzt geprüft am 26.02.2021.

Köbberling, J. (2005): Das Critical Incident Reporting System (CIRS) als Mittel zur
Qualitätsverbesserung in der Medizin. In: Medizinische Klinik (Munich, Germany :
1983) 100 (3), S. 143–148. DOI: 10.1007/s00063-005-1011-7.

Kolkmann, F. (2001): Leitfaden: Qualitätsmanagement im deutschen Krankenhaus. Unter Mitarbeit von F.-W. Kolkmann, I. Seyfarth-Metzger und F. Stobrawa. 3. Aufl. Mün-
chen [i.e.] Germering: Zuckschwerdt (Leitfaden).

Kuntsche, P.; Börchers, K. (2017): Qualitäts- und Risikomanagement im Gesundheitswesen: Basis- und integrierte Systeme, Managementsystemübersichten und praktische
Umsetzung. Basis- und integrierte Systeme, Managementsystemübersichten und praktische Umsetzung. [Place of publication not identified]: Springer Science and Business
Media; Springer Gabler.

Leal, Walter (Hg.) (2019): QUALITTSMANAGEMENT IN DER GESUNDHEITSVER-
SORGUNG. [Place of publication not identified]: SPRINGER.

Leape, Lucian L. (1994): Error in Medicine. In: JAMA 272 (23), S. 1851. DOI:
10.1001/jama.1994.03520230061039.

Möllemann, A.; Eberlein-Gonska, M.; Koch, T.; Hübler, M. (2005): Klinisches Risikomanagement. Implementierung eines anonymen Fehlermeldesystems in der Anästhesie
eines Universitätsklinikums. In: Der Anaesthesist 54 (4), S. 377–384. DOI:
10.1007/s00101-005-0816-3.

Ollenschläger, G. (2001): Medizinische Risiken, Fehler und Patientensicherheit. Zur Situation in Deutschland. In: Schweiz Ärzteztg 82, S. 1404–1410. Online verfügbar unter
https://saez.ch/article/doi/saez.2001.08273.

Osterloh, F. (2012): CIRS: Weg von Schuldzuweisungen. In: Deutsches Ärzteblatt 109
(13). Online verfügbar unter https://www.aerzteblatt.de/archiv/124396/CIRS-Weg-von-
Schuldzuweisungen, zuletzt geprüft am 26.02.2021.

Oswald, J.; Henrichs, C.; Zapp, W. (2017): Begriffe und Konzepte zum Risikomanagement. In: A. Greulich, A. Korthus, B. Maier und G. Thiele (Hg.): Management Handbuch
Krankenhaus-Online. MHK. Stand: 162. Aktualisierung. Heidelberg: Medhochzwei-Verl.
(medhochzwei Online-Bibliothek).

Paula, H. (2007): Patientensicherheit und Risikomanagement. Im Pflege- und Kranken-
hausalltag: Springer Medizin Verlag Heidelberg (Springer E-book Collection).

Prütz, Franziska (2012): Was ist Qualität im Gesundheitswesen? In: *Ethik Med* 24 (2), S. 105–115. DOI: 10.1007/s00481-012-0189-5.

Reason, J. (2000): Human error: models and management. In: *BMJ : British Medical Journal* 320 (7237), S. 768–770. DOI: 10.1136/bmj.320.7237.768.

Riehle, M.; Hoffmann, R. (2005): Risikomanagement im Krankenhaus. In: *Unfallchirurg* 108 (8), S. 687–692. DOI: 10.1007/s00113-005-0976-2.

RKI; Statistisches Bundesamt (2001): Gesundheitsberichterstattung des Bundes. Medizinische Behandlungsfehler 4 (01), S. 1–14.

Thomeczek; Ollenschläger (2005): Glossar Patientensicherheit. Hg. v. Ärztliches Zentrum für Qualität in der Medizin. Online verfügbar unter https://www.aezq.de/mdb/e-docs/pdf/patientensicherheit/glossar-patientensicherheit.pdf, zuletzt geprüft am 13.02.2021.

BEI GRIN MACHT SICH IHR WISSEN BEZAHLT

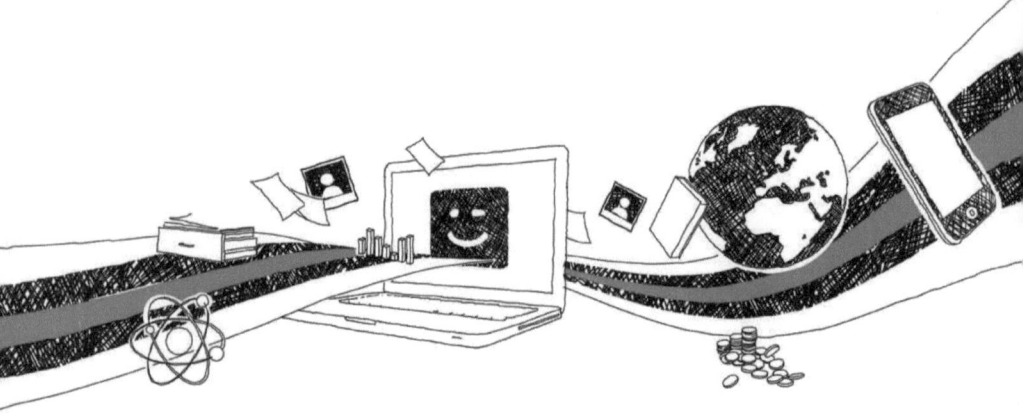

- Wir veröffentlichen Ihre Hausarbeit,
  Bachelor- und Masterarbeit

- Ihr eigenes eBook und Buch -
  weltweit in allen wichtigen Shops

- Verdienen Sie an jedem Verkauf

Jetzt bei www.GRIN.com hochladen
und kostenlos publizieren

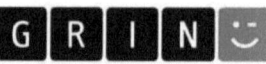